SUR UNE VARIÉTÉ

D'HÉMATÉMÈSE NERVEUSE

(HÉMOSIALÉMÈSE HYSTÉRIQUE)

PAR

Le Dr E. JOSSERAND

MÉDECIN DES HÔPITAUX DE LYON.

Communication faite à la Société des Sciences médicales.

LYON

ASSOCIATION TYPOGRAPHIQUE

Rue de la Barre, 12. — F. PLAN, directeur.

1893

SUR UNE VARIÉTÉ

D'HÉMATÉMÈSE NERVEUSE

(HÉMOSIALÉMÈSE HYSTÉRIQUE)

PAR

Le DR E. JOSSERAND

MÉDECIN DES HÔPITAUX DE LYON.

Communication faite à la Société des Sciences médicales.

LYON

ASSOCIATION TYPOGRAPHIQUE

Rue de la Barre, 12. — F. PLAN, directeur.

1893

SUR UNE VARIÉTÉ

D'HÉMATÉMÈSE NERVEUSE

(HÉMOSIALÉMÈSE HYSTÉRIQUE)

I

Les expectorations sanglantes de nature hystérique sont connues de longue date, mais les mentions qu'on en rencontre dans la littérature médicale sont aussi brèves que fréquentes, et on a presque épuisé leur historique lorsqu'on a dit que beaucoup d'auteurs les ont signalées.

D'où vient ce sang? Plus souvent des bronches que des voies digestives, selon Bernutz (1), le plus communément de de ces dernières d'après Arnould (2), indifféremment des deux conduits pour Grasset (3), et suivant l'idée qu'il se fait de son origine, le clinicien voit se dresser l'hypothèse de tuberculose pulmonaire ou d'ulcère de l'estomac.

Sous quelle influence l'hémorrhagie se produit-elle? Il est un détail sur lequel les auteurs ont insisté avec une complaisance et une unanimité remarquables, c'est la coexistence, assez fréquente à notre avis, de ce phénomène avec des accidents dysménorrhéiques et l'apparence de congestion supplémentaire qu'il en retire. C'est ainsi que Pomme (4) invoque « l'impétuosité du sang menstruel qui reflue vers les « vaisseaux pulmonaires et provoque ainsi des ouvertures

(1) HYSTÉRIE, dict. Jaccoud.
(2) HÉMATÉMÈSE, dict. encycl.
(3) HYSTÉRIE, dict. encycl.
(4) *Traité des vapeurs.*

« par lesquelles le sang s'échappe avec plus ou moins de
« vigueur par la contraction des vaisseaux et des nerfs de la
« matrice. » Péter (1) se borne à dire que « certaines femmes,
« principalement celles qui présentent un tempérament ner-
« veux et chez les hystériques, on voit les menstrues rem-
« placées pendant un temps plus ou moins long par des
« pertes de sang qui se produisent par le nez, par l'estomac
« ou par l'appareil respiratoire. »

Carre (d'Avignon) (2) qui a écrit un mémoire intéressant
sur la question, s'exprime ainsi : « Beaucoup d'hystériques
« crachent le sang, mais comme ces malades sont pour la
« plupart sujettes à des troubles menstruels, on a générale-
« ment considéré l'hémoptysie comme une déviation du flux
« cataménial. Cette opinion, vraie le plus souvent, comporte
« des exceptions. » Ces exceptions sont bien plus fréquentes
qu'on ne croit, d'après Bernutz : « Ces hémorrhagies fré-
« quentes, dit-il, qu'on rencontre surtout chez des malades
« mal menstruées peuvent sans doute, dans le plus grand
« nombre des cas de cette espèce, être considérées comme le
« fait du trouble menstruel et mériter la qualification de rè-
« gles *vicariæ* ; mais il n'en est pas toujours ainsi : elles ne
« peuvent recevoir cette interprétation chez les hystériques,
« et elles ne sont pas très rares, dont les menstruations res-
« tent normales. Ce que l'on observe alors permet de croire
« qu'il en est de même dans quelques-uns des cas dans les-
« quels coexiste de l'aménorrhée qui doit alors, au lieu de
« pouvoir être considérée comme la cause de l'hémorrhagie
« faussement dite supplémentaire, être rapportée comme
« celle-ci à la perturbation générale imprimée à l'hémato-
« poïèse par la névrose. »

En troisième lieu, cette hémorrhagie venue on ne sait d'où
et liée à on ne sait quoi offre-t-elle au moins un caractère
clinique qui fasse qu'étant donné le crachoir d'une tubercu-
leuse d'une part et d'une névropathe de l'autre, il soit pos-

(1) HÉMORRRHAGIES, dict. Jaccoud.
(2) Hémoptysies hystériques (*Arch. de méd.*, 1877).

sible de faire au lit des deux malades un diagnostic et un
un pronostic différentiels : sur quoi les auteurs s'appuient-
ils, pour affirmer le cas échéant, le caractère hystérique de
l'accident? Nous ne trouvons dans leurs articles que deux
critériums : l'apparence supplémentaire chez des dysménorrhéiques, et l'hystérie du sujet. Or, les troubles de la menstruation, bien que fréquents, sont loin de présenter une cau-
tion suffisante, d'abord parce qu'ils peuvent manquer, quand
ce ne serait que dans les cas d'hystérie mâle, ensuite parce
qu'ils accompagnent si souvent la tuberculose pulmonaire
et l'ulcère de l'estomac chez la femme, que le caractère névropathique ou organique de l'hémorrhagie n'en saurait dé-
couler. Reste le tempérament nerveux, les stigmates même
les plus caractérisés de la névrose. Mais une malade ne peut-
elle être hystérique sans que ses hématémèses ou ses hémoptysies le soient? Peut-on prévoir ce que sera son avenir pa-
thologique, et sa santé restât-elle longtemps satisfaisante,
combien d'ulcères de l'estomac et de tuberculoses restent
longtemps silencieux après ce premier épisode. Il faut toujours avoir présent à l'esprit que s'il est bon nombre d'af-
fections que l'hystérie simule, il en est plus encore qu'elle
dissimule, grâce à la propension naturelle du médecin à
tout lui attribuer chez les malades où il la découvre. Elle
a pourtant souvent chez la femme une signification aussi
banale que l'anorexie chez l'homme, et prouve simplement
que le sujet ne se porte pas bien. Ce diagnostic différentiel
entre l'hystérie essentielle et l'hystérie symptomatique se
pose souvent en pathologie féminine et contribue singu-
lièrement à embarrasser le pronostic.

II

Or, lorsqu'une névropathe vous présente son crachoir où
elle vient, dit-elle, d'expectorer du sang, il arrive souvent
que le médecin a sous les yeux un liquide d'aspect telle-
ment pathognomonique qu'il constitue à notre avis un véri-
table stigmate, et qu'il est possible, auprès d'une malade

encore inconnue et avant tout examen, de diagnostiquer
l'hystérie comme la pneumonie, sur le crachoir.

Il s'agit d'un liquide rouge manifestement hématique,
mais moins coloré que le sang normal, plus aqueux, comme
dilué ; cette dilution peut échapper au premier abord, l'expectoration empruntant à sa masse et à son épaisseur une
teinte très foncée ; mais une goutte versée sur un linge
blanc y fait une tache beaucoup plus pâle que du sang pur.
En deuxième lieu ce liquide est visqueux, comme sirupeux,
et glisse lentement sur le fond du vase lorsqu'on l'incline,
comme s'il y adhérait un peu : du sirop de ratanhia un peu
étendu d'eau réalise une contrefaçon qui a plus d'une fois
trompé des assistants même prévenus. Ce sang dilué et visqueux a pour troisième caractère de n'être pas spumeux
comme celui de l'hémoptysie, et enfin il se conserve indéfi-
niment sans se coaguler, comme le ferait du vin ou du sirop.

Voilà pour ses propriétés physiques. Ses caractères clini-
ques sont les suivants : il est rendu d'un seul coup ; assez
brusquement le sujet a la sensation d'un étouffement, d'une
boule, d'une contraction épigastrique ou rétro-sternale, sa
bouche se remplit de salive, et en même temps il rejette
d'un seul coup le corps du délit, après quoi il se sent sou-
lagé. En second lieu le phénomène est très souvent quoti-
dien ; pendant des semaines et des mois les malades vous
présentent chaque matin leur crachoir. Enfin on arrive le
plus souvent guidé par la constatation de ce stigmate, à en
trouver d'autres confirmatifs, tels qu'une hémianesthésie
sensitivo-sensorielle, des zones hypnogènes, et enfin des gué-
risons par suggestion. Il serait fastidieux de rapporter toutes
les observations de ce genre que nous avons réunies ; les
deux suivantes peuvent être présentées comme typiques.

OBSERVATION I. — *Absence de menstruation jusqu'à l'âge de 18 ans. —
— Hématémèses mensuelles supplémentaires. — Diagnostic d'hystérie
sur le crachoir. — Découverte d'une zone hypnogène. — Suggestion
qui guérit la malade de ses hématémèses et provoque à la place l'apparition des premières règles.*

Ph .. (Jeanne), 18 ans, couturière, entre le 2 novembre 1892, à l'hôpital
de la Croix-Rousse, salle Sainte-Clotilde.

Sa mère et sa sœur qui nous l'amènent nous expliquent qu'elle n'a
jamais été réglée et qu'elle vomit du sang tous les mois depuis un an.
Elle a des névralgies fréquentes, son appétit est nul, elle maigrit, et on
craint qu'elle ne se tuberculise. Les vomissements sanglants sont ordi-
nairement mensuels, mais il lui arrive quelquefois d'en avoir plus fré-
quemment. Les deux ou trois jours qui précèdent, elle éprouve des douleurs assez violentes au niveau de la région hypogastrique; puis soudain
elle ressent à la base du cou une impression d'étouffement, et elle rejette
une pleine bouchée de sang d'un seul coup.

18 novembre. La malade a eu ce matin son hématémèse. Le crachoir
qu'elle nous présente nous permet d'affirmer l'hystérie. Nous trouvons
en effet au niveau des fausses côtes droites une zone extrêmement nette :
à peine y exerce-t-on une pression que ses paupières se mettent à battre
rapidement, et en quelques minutes elle s'endort.

Les parentes qui assistent à la scène sont stupéfaites et nous affirment
qu'elle n'a jamais présenté rien de semblable. Elle entend nos questions
et nos ordres, y répond et y obéit; à son réveil elle ne se souvient de
rien, mais exécute les actes qu'on lui a recommandé de faire. Elle est
du reste très suggestionnable à l'état de veille : nous lui plaçons la main
sur la nôtre en lui disant qu'il lui sera impossible de quitter notre
contact, et elle se consume en efforts impuissants pour y arriver, et fond
en larmes en voyant ses voisines se divertir de la scène. Les suggestions
sensorielles sont également faciles : elle avale avec délices les liquides
les plus nauséabonds en leur trouvant le parfum et le goût qu'on leur
prête.

Pas d'albuminurie. Rien aux poumons, rien au cœur. On l'endort et
on lui suggestionne : 1º de manger beaucoup; 2º d'avoir ses règles le
mois prochain et de ne plus cracher de sang.

19 novembre. Nouvelle hématémèse typique. La malade, qui ne man-
geait pour ainsi dire rien, a absorbé tout ce que nous lui avons ordonné
de prendre : un énorme morceau de pain, beaucoup de viande, de lé-
gumes, la ration en un mot d'un homme bien portant.

21 nov. Un vomissement de sang plus abondant que les précédents, un
demi-verre environ.

6 déc. L'appétit que nous lui avons suggéré se maintient et on constate une augmentation de l'embonpoint.

9 déc. Ce matin la malade se plaint de douleurs abdominales et elle a sous nos yeux pour la première fois de sa vie des règles abondantes. Pas d'hématémèse.

6 janvier. Pas d'hématémèses jusqu'à ce jour. Ce matin, apparition des règles pour la seconde fois. Appétit persistant, embonpoint très sensible. Exeat.

OBSERVATION II. — *Accès d'asthme nerveux et névralgie faciale. — Expectoration sanglante caractéristique. — Hémianesthésie sensitivo sensorielle. — Guérison par suggestion.*

P... (Anne), 35 ans, blanchisseuse, entre dans le service le 7 décembre 1892 à la fin de la visite, et notre attention est immédiatement attirée par une dyspnée qui paraît exiger un examen et des soins immédiats. La malade est en orthopnée, un peu cyanosée, les mouvements respiratoires sont d'une fréquence extrême ; elle fait penser aux grandes causes de dyspnée suffocante, à une granulie, à un épanchement pleural considérable, à des accidents cardio-pulmonaires ou à un accès d'asthme urémique. Un examen minutieux ne nous révélant rien de semblable, et les plaintes du sujet nous paraissant un peu exagérées, nous pensons à l'hystérie, et nous trouvons en effet au niveau de la fosse iliaque gauche un point dont la pression fait non seulement disparaître la dyspnée, mais provoque l'apnée : la malade ne respire plus du tout et est plongée dans un état de stupeur et d'immobilité. Vient-on au contraire à comprimer au niveau de l'appendice xiphoïde, la dyspnée et l'agitation reparaissent. Elle se plaint en même temps d'une névralgie faciale droite qui dure depuis un mois et qui l'empêche de dormir.

8 décembre. La malade est relativement calme, et on peut prendre son observation. Père mort d'accident, mère bien portante. Treize frères ou sœurs ; une sœur morte probablement de méningite à l'âge de 16 ans, une autre de la variole. Dix vivent encore et sont en bonne santé. Pas de maladie sérieuse dans l'enfance ; variole l'année dernière. Elle est d'un tempérament nerveux, très émotive ; depuis trois ans elle a pris quatre ou cinq crises pendant lesquelles elle dit perdre connaissance : pas d'écume à la bouche, pas de morsure de la langue.

9 décembre. La dyspnée a disparu, mais la névralgie persiste. Elle nous montre son crachoir où nous constatons environ 60 grammes d'une expectoration caractéristique ; guidé par ce stigmate, nous en cherchons d'autres, et outre les zones dyspnéiques et apnéiques signalées plus haut, nous remarquons que la névralgie dont elle se plaint s'accompagne de points hystérogènes. Nous notons en outre une hémianesthésie sensitivo-sensorielle droite complète. Les diverses sensibilités sont abolies de

ce côté et on y décèle la disparition de l'ouïe, de l'odorat, du goût, ainsi qu'une amblyopie et une dyschromatopsie typiques.

12 décembre. Aujourd'hui, comme tous les matins, elle nous présente environ un tiers de verre de sang dans son crachoir ; depuis un mois, dit-elle, cette hémorrhagie est quotidienne. L'examen des premières voies digestives montre l'existence de deux plaques pétéchiales de la grandeur d'une pièce de cinquante centimes sur la voûte palatine ; notre collègue le docteur Garel, qui a l'obligeance d'examiner la malade, constate en outre des varices de la base de la langue.

5 janvier. Même expectoration tous les jours. Elle a pris hier une crise de nerfs, et on observe ce matin un transfert de l'hémianesthésie sensitivo-sensorielle, qui occupe maintenant le côté gauche. On pratique un lavage de l'estomac et on retire une eau un peu teintée de sang.

17 février. Tous les matins, même liquide rouge, visqueux, sirupeux dans le crachoir ; mais depuis quelques jours la malade a en outre des vomissements alimentaires mélangés à de larges flaques de sang. Celui-ci paraît donc bien venir de l'estomac.

A partir de ce jour, nous pratiquons la suggestion à l'état de veille, et sous l'influence de pilules de mie de pain et de promesses curatives, elle guérit rapidement et de sa névralgie et de ses hématémèses.

III

La signification clinique de cette expectoration nous étant connue, il nous reste à rechercher sa composition et son origine :

1° Tout d'abord, ce liquide est moins coloré qu'on ne croirait ; de nuance foncée dans le crachoir, il est beaucoup plus clair que le sang dans une pipette capillaire. Le dosage de l'hémoglobine avec l'instrument de Malassez donne en moyenne 1/12 du taux normal : c'est donc une solution de sang au 1/12.

2° Il est beaucoup moins riche encore en globules rouges ; il est remarquable de voir ce liquide si coloré présenter, sur le quadrillage du microscope, la moitié moins d'hématies que la solution sanguine au 1/250, à peine rosée, dont on se sert pour faire la numération ordinaire. C'est donc du sang au 1/12 relativement à l'hémoglobine, et au 1/500, relativement au nombre des hématies, c'est-à-dire qu'il contient quarante fois moins de globules rouges qu'il ne devrait. On peut conclure de ces faits qu'il s'agit de sang dilué dans un liquide qui l'empêche de se coaguler, et qui dissout en grande partie son hémoglobine.

3° L'expectoration sanglante, versée dans un verre conique, y dépose en trois couches, qu'on peut comparer, comme superposition et comme épaisseurs, avec trois couches d'acide nitrique, d'albumine et d'urine dans le procédé classique de Gubler. La zone la plus inférieure, d'un blanc grisâtre, est constituée par des cellules épithéliales pavimenteuses et par des éléments arrondis qui ressemblent aux corpuscules salivaires; la zone moyenne, très mince, est rose et se compose exclusivement de globules rouges sensiblement décolorés; enfin la couche supérieure, de beaucoup la plus considérable, consiste en un liquide un peu filant, beaucoup plus rouge que la zone des hématies; il est coloré par l'hémoglobine dissoute, car, bien qu'offrant la réaction bleue avec le gaïac et la térébenthine et les bandes d'absorption caractéristiques au spectroscope, il contient à peine quelques globules. Ce liquide a été analysé par notre ami, M. Lacome, pharmacien en chef de l'hôpital de la Croix-Rousse, que nous remercions ici de son obligeante collaboration; il ne contient en dissolution qu'une faible proportion de substances solides, 8 pour 1000, et sa densité est à peine supérieure à celle de l'eau. Traité par l'acide phosporique et la baryte, il laisse déposer une substance qui est reprise par l'eau distillée et précipitée de de nouveau par un mélange éthéro-alcoolique; le produit pulvérulent obtenu possède les propriétés des diastases. L'abondant dépôt des cellules épithéliales au fond du verre et l'analyse de la couche supérieure concordent donc pour témoigner que le liquide qui dissout le sang est la salive. Au cours de notre communication à la Société des sciences médicales, M. Linossier appuyait cette opinion; M. le professeur Mayet apporta à la discussion des renseignements intéressants, et nous soumit des préparations destinées à prouver que la salive ne détruit pas les hématies, mais les décolore. Nous avons dit en effet qu'à l'examen microscopique, 39 globules sur 40 sont devenus invisibles, et le quarantième lui-même est sensiblement décoloré, car la mince couche moyenne qu'il forme dans le verre est simplement rose, et bien moins foncée que la zone d'hémoglobine dissoute qui la surmonte.

4° L'hémoglobinomètre nous ayant appris qu'il s'agissait de sang dilué au 1/12, nous avons fait l'expérience suivante. Dans un crachoir contenant 24 centimètres cubes de salive, nous avons fait tomber goutte par goutte d'une pipette le sang provenant d'une saignée, jusqu'à ce que nous ayons obtenu un liquide offrant l'aspect clinique de l'expectoration hystérique que nous avions sous les yeux comme étalon. Après avoir laissé tomber 2 centimètres cubes de sang, nous avions un liquide tout à fait comparable : même aspect sirupeux, visqueux, filant, même apparence dans le verre à urine, avec les trois couches caractéristiques ; enfin, approximativement, même richesse en hémoglobine et même pauvreté en hématies.

IV

Il est donc certain que notre liquide est un mélange de sang de salive ; les malades affirment d'ailleurs qu'au moment où elles étouffent et où elles sentent monter de leur poitrine le corps du délit, leur bouche se remplit de salive et qu'elles rejettent le tout en même temps.

Mais d'où vient ce sang ? Les premières voies peuvent-elles être incriminées ? Hérard et Cornil, Cartaz (1) ont publié des cas d'hémorrhagies pharyngiennes dues à une rupture de varices, et notre malade de l'observation II avait des ecchymoses du palais. M. Joal vient de communiquer au dernier Congrès de laryngologie la relation de fausses hématémèses dues à des hémorrhagies de l'amygdale linguale ; enfin Ruault (2) a rapporté une observation d'hémorrhagies laryngées à répétition se produisant presque à chaque épo-

(1) *British med. Assoc.*, 1888.
(2) *Société française de laryngologie*, 1889.

que menstruelle chez une femme très nerveuse, mais indemne de toute lésion laryngée, et Compaired (1) a récemment observé deux faits analogues. Mais ce sont surtout les varices de la base de la langue qui ont attiré l'attention des auteurs ; notre obligeant collègue le docteur Garel, qui a bien voulu examiner un certain nombre de nos malades, les a trouvés souvent porteurs de cette lésion ; il est vrai que, moins heureux que le docteur Moure, il n'a jamais pu, comme il le rappelait au dernier Congrès qu'il présidait, voir le sang sortir des vaisseaux dilatés. Manon (2), dans sa thèse sur les varices de la langue, a réuni plusieurs observations de ce genre. D'après lui, les médecins anglais insistent sur la coexistence de lésions cérébrales, la plupart de leurs sujets sont des paralytiques, hémiplégiques, aphasiques. « Sans être aussi exclusif, ajoute l'auteur, je pense « que souvent le système nerveux est quelque peu en « cause. Ce qui me paraît corroborer cette opinion, ce sont « les faits que j'ai observés moi-même : presque tous mes « malades sont des vieillards à facultés intellectuelles très « affaiblies ou des aliénés. D'autre part, les observations que « M. Garel a eu l'obligeance de me communiquer ont été « recueillies pour la plupart sur des sujets névropathes. »

Quant à nous, le sang nous paraît avoir le plus souvent une origine plus profonde. Nos malades le vomissent, disent-elles, on en ramène par le lavage de l'estomac, et enfin lorsque le phénomène est remplacé par des vomissements alimentaires, comme dans notre observation II, les flaques de sang qui recouvrent les aliments semblent bien témoigner en faveur de l'origine gastrique de l'hémorrhagie. J'ajoute pourtant que lorsqu'on assiste à l'accident on a plutôt l'impression d'un vomissement œsophagien.

Nous dirons donc en résumé :

1° Il existe une variété d'expectoration sanglante hystérique qui présente un aspect clinique pathognomonique, si

(1) *El Siglo medico*, 1891.
(2) Thèse Bordeaux, 1887.

bien qu'on peut en présence de ce stigmate affirmer la nature névropathique du malade et de l'accident et diagnostiquer l'hystérie, comme la pneumonie, sur le crachoir.

2° Le liquide en question est moins rouge que du sang pur, c'est du sang dilué ; il est visqueux et ressemble à du sirop de ratanhia un peu étendu d'eau, il n'est pas spumeux et ne coagule pas dans la grande majorité des cas. Versé dans un verre à urine, il dépose en trois couches : une supérieure, très rouge, ne contenant presque pas d'hématies et exclusivement colorée par l'hémoglobine dissoute ; une moyenne composée de globules rouges, et une inférieure constituée par des cellules épithéliales pavimenteuses.

3° Le liquide qui dilue le sang, qui l'empêche de se coaguler et qui dissout son hémoglobine est la salive. Le mélange est constitué en moyenne à raison d'une partie de sang pour dix à douze de salive.

4° Ce liquide est vomi ; le sang provient, soit du pharynx, soit de la base de la langue, mais surtout de l'estomac et de préférence peut-être de l'œsophage, et il se mélange à son passage à un flot de salive dont le ptyalisme nauséeux a rempli la bouche. Pour toutes ces raisons on peut donner au phénomène le nom d'hémosialémèse hystérique (αἷμα, sang, et σίαλον, salive).

5° Enfin l'accident se rencontre souvent chez des névropathes dysménorrhéiques.

www.ingramcontent.com/pod-product-compliance
Ingram Content Group UK Ltd.
Pitfield, Milton Keynes, MK11 3LW, UK
UKHW020207080726
13614UKWH00006B/2669